DER NEU DIAGNOSTIZIERTE LEITFADEN ZUR HASHIMOTO-DIÄT

Nährende Rezepte und Heilungsprozess für Hashimoto-Thyreoiditis.

Kerry O. Smith

URHEBERRECHT

INHALTSVERZEICHNIS

EINLEITUNG

Hallo, ich bin Joan, und im Alter von 18 Jahren hatte ich mit den Herausforderungen einer Thyreoiditis zu kämpfen. Es war nicht nur eine gesundheitliche Hürde; Für meine Eltern wurde es zu einer finanziellen Belastung.

Die Arztrechnungen häuften sich und die Reise war hart. Heute kann ich dank meiner maßgeschneiderten Ernährung und eines unglaublichen Buches eine Geschichte von Transformation, Widerstandsfähigkeit und Hoffnung erzählen.

Damals warf die Schilddrüsenentzündung einen Schatten auf mein Leben. Es war eine Zeit der Unsicherheit und des Unbehagens, nicht nur für mich, sondern auch für meine

Familie. Die Belastung, die auf meinen Eltern lastete, sowohl emotional als auch finanziell, war spürbar. Die Arztrechnungen schienen wie ein unüberwindbarer Berg zu kaskadieren, und ich spürte das Gewicht ihrer Opfer.

Fünf Jahre später hat sich das Narrativ jedoch geändert. Meine Reise nahm eine positive Wendung, als ich über ein Buch stolperte, das zu meinem Führer und Vertrauten wurde.

Auf den Seiten wurde eine Roadmap entfaltet, um den komplizierten Tanz zwischen Thyreoiditis und Ernährung zu bewältigen. Mit Hilfe meiner personalisierten Ernährung entdeckte ich eine neue Stärke, sowohl körperlich als auch emotional.

Dieses Buch wurde zu einem Leuchtfeuer, das nicht nur die 21-Tage-Eliminationsdiät skizzierte, sondern auch praktische Tipps, schmackhafte Rezepte und herzliche Ratschläge in meine Geschichte einwebte.

Jedes Kapitel spiegelte meine Erfahrungen wider und verwandelte das, was ein banaler Ernährungsplan hätte sein können, in ein kulinarisches Abenteuer.

Als ich mich in die Kochbuchabteilung vertiefte, fand ich Freude daran, Mahlzeiten zuzubereiten, die nicht nur meine Gesundheit unterstützten, sondern auch meine Geschmacksnerven befriedigten. Woche für Woche dokumentierten die Seiten meines medizinischen Tagebuchs eine

Metamorphose – eine Verschiebung von Verletzlichkeit zu Empowerment.

Die Wiedereinführung von zuvor eliminierten Lebensmitteln in Woche 3 fühlte sich wie eine Feier des Fortschritts an. Auswärts essen zu gehen, wurde zu einem überschaubaren Erlebnis, und gesellige Zusammenkünfte wurden zu Gelegenheiten, die köstlichen Möglichkeiten einer Hashimoto-freundlichen Ernährung zu präsentieren.

Heute stehe ich an der Schnittstelle von Dankbarkeit und Resilienz. Die finanzielle Belastung hat sich verringert, meine Gesundheit hat sich verbessert und ich habe gelernt, einen Lebensstil zu pflegen, der sowohl meinen Körper als auch meinen Geist nährt.

Dieses Buch war ein wahrer Begleiter auf meiner Reise, die eine scheinbar beängstigende Diagnose mit 18 Jahren in eine Geschichte des Triumphs mit 23 verwandelt hat.

Liebe Leserin, lieber Leser, ich hoffe, dass meine Reise Sie inspiriert. Das Leben mit Thyreoiditis kann eine Herausforderung sein, aber mit der richtigen Anleitung und einer personalisierten Ernährung kann es auch eine Reise des Wachstums, der Heilung und der unerwarteten Freude sein.

KAPITEL 1

Hashimoto-Thyreoiditis verstehen

Hashimoto-Thyreoiditis ist eine Erkrankung, bei der das Immunsystem, der Abwehrmechanismus unseres Körpers, die Schilddrüse fälschlicherweise als Bedrohung identifiziert und einen Angriff gegen sie startet.

Die Schilddrüse, eine kleine schmetterlingsförmige Drüse, die sich im Hals befindet, spielt durch die Produktion von Hormonen eine entscheidende Rolle bei der Regulierung verschiedener Körperfunktionen.

Diese Hormone, nämlich Thyroxin (T4) und Trijodthyronin (T3), beeinflussen den Stoffwechsel, das Energieniveau und die Funktion der Organe.

Bei Hashimoto produziert das Immunsystem Antikörper, die auf die Schilddrüse abzielen, was zu Entzündungen und möglichen Schäden führt.

Im Laufe der Zeit kann diese chronische Entzündung die Fähigkeit der Schilddrüse beeinträchtigen, Hormone effizient zu produzieren, was zu einem Zustand führt, der als Hypothyreose bekannt ist.

Es ist wichtig zu beachten, dass nicht jeder mit Hashimoto-Thyreoiditis eine Hypothyreose entwickelt und das

Fortschreiten der Krankheit von Person zu Person unterschiedlich ist.

Das Erkennen des stillen Charakters von Hashimoto ist wichtig, um den Zustand zu verstehen. Im Frühstadium werden häufig keine Symptome festgestellt. Es ist ein gerissener Angreifer, der die Schilddrüsenfunktion subtil beeinflusst, ohne offensichtliche Symptome zu verursachen.

Zu den Symptomen gehören Müdigkeit, Gewichtszunahme, Kälteempfindlichkeit, trockene Haut und Muskelschwäche, die auftreten können, wenn sich der Zustand verschlechtert.

Die Diagnose umfasst in der Regel Blutuntersuchungen, um den Schilddrüsenhormonspiegel und das

Vorhandensein spezifischer Antikörper zu messen. Anti-Schilddrüsenperoxidase (TPO)-Antikörper und Anti-Thyreoglobulin-Antikörper werden üblicherweise untersucht, um die Autoimmunnatur von Hashimoto zu bestätigen.

Lassen Sie uns nun die Bedeutung dieser und mögliche Lösungen untersuchen. Das Verständnis der Autoimmunkomponente ist von entscheidender Bedeutung, da sie die therapeutische Strategie beeinflusst.

Effektive Behandlungstechniken für Autoimmunerkrankungen versuchen, die Symptome zu reduzieren und die Schilddrüsenfunktion aufrechtzuerhalten, auch wenn herkömmliche Medikamente sie möglicherweise nicht heilen können.

Ein Eckpfeiler bei der Behandlung von Hashimoto ist die Annahme eines personalisierten und unterstützenden Lebensstils, beginnend mit der Ernährung. Viele Menschen mit Hashimoto finden Linderung durch eine glutenfreie Ernährung. Gluten, ein Protein, das in Weizen und verwandten Getreidesorten vorkommt, wurde mit Autoimmunerkrankungen der Schilddrüse in Verbindung gebracht.

Darüber hinaus kann eine entzündungshemmende Ernährung, die reich an nährstoffreichen Lebensmitteln wie Obst, Gemüse und mageren Proteinen ist, von Vorteil sein.

Oft kommt das Konzept einer 21-tägigen Eliminationsdiät zum Tragen, bei der bestimmte Lebensmittel vorübergehend entfernt werden, um potenzielle Auslöser und Empfindlichkeiten zu identifizieren. Dies kann als Reset für das Immunsystem und die Verdauungsgesundheit dienen.

Über die Ernährung hinaus spielt die Stressbewältigung eine zentrale Rolle. Chronischer Stress kann Autoimmunerkrankungen, einschließlich Hashimoto, verschlimmern. Entspannungstechniken, regelmäßige Bewegung und ausreichend Schlaf können zum allgemeinen Wohlbefinden beitragen.

In einigen Fällen können Medikamente verschrieben werden, um den Schilddrüsenhormonspiegel zu ergänzen und die Hypothyreose zu behandeln. Es ist wichtig, eng mit Gesundheitsdienstleistern zusammenzuarbeiten, um die richtige Balance und Dosierung zu finden.

Das Verständnis der Autoimmunnatur der Hashimoto-Thyreoiditis, die Identifizierung möglicher Symptome und die Einführung einer umfassenden Behandlungsstrategie sind für sein Wissen von entscheidender Bedeutung. Die Menschen können ihren Stress bewältigen, mit medizinischen Anbietern zusammenarbeiten und Ernährungsprobleme angehen, um ein optimales Wohlbefinden zu erreichen und gleichzeitig diesen Zustand mit Resilienz zu bewältigen.

Bedeutung der Ernährung bei der Behandlung von Hashimoto

Die Rolle der Ernährung bei der Behandlung der Hashimoto-Thyreoiditis ist von größter Bedeutung, da sie die Symptome und das Fortschreiten dieser Autoimmunerkrankung erheblich beeinflussen kann.

Einfacher ausgedrückt spielt das, was Sie essen, eine entscheidende Rolle bei der Unterstützung der Fähigkeit Ihres Körpers, die Herausforderungen von Hashimoto zu meistern.

Bei Hashimoto greift das Immunsystem fälschlicherweise die Schilddrüse an, was zu Entzündungen und möglichen Schäden führt. Eine gut durchdachte Ernährung kann ein wirksames Instrument sein, um

Entzündungen zu lindern, die Schilddrüsenfunktion zu optimieren und das allgemeine Wohlbefinden zu steigern.

Entzündungskontrolle: Die Hashimoto-Thyreoiditis ist durch eine chronische Schilddrüsenentzündung gekennzeichnet, die durch eine Autoimmunreaktion verursacht wird. Eine entzündungshemmende Ernährung reduziert Entzündungen, entlastet die Schilddrüse und verringert möglicherweise das Fortschreiten der Krankheit.

Unterstützung der Schilddrüsenfunktion: Bestimmte Nährstoffe sind für eine optimale Schilddrüsenfunktion unerlässlich. Eine ausgewogene Ernährung, die reich an essentiellen Vitaminen und Mineralstoffen wie Selen, Jod und Zink ist, sorgt dafür, dass die Schilddrüse über die notwendigen Bausteine verfügt, um Hormone effektiv zu produzieren.

Ausgleich der Immunantwort: Die Ernährung kann das Verhalten des Immunsystems beeinflussen. Durch die Vermeidung potenzieller Auslöser und die Aufnahme immununterstützender Lebensmittel können Personen mit Hashimoto dazu beitragen, die Immunantwort zu regulieren und die Schwere von Angriffen auf die Schilddrüse zu verringern.

Minimierung der Symptome: Hashimoto zeigt sich oft mit Symptomen wie Müdigkeit, Gewichtszunahme und

Stimmungsstörungen. Eine auf die individuellen Bedürfnisse zugeschnittene Ernährung kann Nährstoffmängel beheben und zum allgemeinen Wohlbefinden beitragen, indem sie möglicherweise einige dieser Symptome lindert.

Glutensensitivität: Viele Menschen mit Hashimoto reagieren empfindlich auf Gluten, ein Protein, das in Weizen und verwandten Getreidesorten vorkommt. Eine glutenfreie Ernährung kann dazu beitragen, Entzündungen zu reduzieren und die Symptome für Menschen mit Glutensensitivität zu verbessern.

Blutzuckerregulierung: Die Aufrechterhaltung eines stabilen Blutzuckerspiegels ist für Menschen mit

Hashimoto unerlässlich. Eine Ernährung, die sich auf komplexe Kohlenhydrate, Ballaststoffe und ausgewogene Mahlzeiten konzentriert, kann helfen, den Blutzucker zu regulieren, Energieabstürze zu verhindern und den Hormonhaushalt zu unterstützen.

Darmgesundheit: Die Gesundheit des Darms ist eng mit Autoimmunerkrankungen verbunden. Eine Eliminationsdiät und die Aufnahme von probiotikareichen Lebensmitteln können ein gesundes Darmmikrobiom unterstützen und möglicherweise die Autoimmunreaktion reduzieren, die bei Hashimoto beobachtet wird.

Individueller Ansatz: Jede Person mit Hashimoto kann unterschiedlich auf bestimmte Lebensmittel reagieren. Ein individualisierter Ansatz, wie z. B. die 21-tägige Eliminationsdiät, ermöglicht es dem Einzelnen, Lebensmittel zu identifizieren und zu vermeiden, die Symptome auslösen oder verschlimmern können.

Vorbeugung von Nährstoffmangel: Hashimoto kann aufgrund einer gestörten Aufnahme zu Nährstoffmängeln führen. Eine nährstoffreiche Ernährung hilft, Mangelerscheinungen vorzubeugen und stellt sicher, dass der Körper über die Ressourcen verfügt, die er für ein optimales Funktionieren benötigt.

Überblick über die 21-tägige Eliminationsdiät

Die Hashimoto-Thyreoiditis ist eine Erkrankung, die durch eine Autoimmunreaktion gekennzeichnet ist, die sich auf die Schilddrüse auswirkt. Zu den Symptomen der Hashimoto-Krankheit gehören Müdigkeit, Gewichtszunahme und Stimmungsschwankungen. Die 21-tägige Eliminationsdiät ist eine Methode zur Identifizierung und Beseitigung potenzieller Auslöser, die die Symptome von Hashimoto verschlimmern können.

Die wichtigsten Schritte der 21-tägigen Eliminationsdiät:

Häufige Auslöser entfernen: Der erste Schritt besteht darin, bestimmte Lebensmittel zu eliminieren, von denen bekannt ist, dass sie zu Entzündungen und Autoimmunreaktionen beitragen. Dazu gehören häufig Gluten, Milchprodukte, Soja und raffinierter Zucker.

Konzentrieren Sie sich auf Vollwertkost: Betonen Sie während der 21 Tage vollwertige, nährstoffreiche Lebensmittel wie Obst, Gemüse, magere Proteine und gesunde Fette. Dies hilft bei der Zufuhr notwendiger Nährstoffe und fördert das allgemeine Wohlbefinden.

Verfolgen Sie die Symptome: Führen Sie ein Tagebuch, um Veränderungen der Symptome während der gesamten Diät aufzuzeichnen. Dies kann helfen, Muster zu erkennen und bestimmte Lebensmittel zu lokalisieren, die problematisch sein können.

Wiederansiedlungsphase: Nach der Ausscheidungsphase langsam eine eliminierte Lebensmittelgruppe nach der anderen wieder einführen, wobei zwischen den einzelnen Wiederansiedlungen einige Tage liegen sollten. Überwachen Sie auf Nebenwirkungen oder Symptomschübe.

Personalisierter Ansatz: Die Reaktion jedes Einzelnen auf Lebensmittel kann unterschiedlich sein, daher ist die 21-tägige Eliminationsdiät ein Instrument, um einen personalisierten und nachhaltigen Ernährungsplan zu identifizieren, der eine optimale Gesundheit für Menschen mit Hashimoto unterstützt.

Warum die 21-Tage-Dauer?

Der Zeitrahmen von 21 Tagen wird gewählt, da er mit dem typischen Zeitrahmen übereinstimmt, in dem der Körper spürbare Reaktionen auf Ernährungsumstellungen zeigt. Es ist ein Zeitraum, der lang genug ist, damit sich das Immunsystem beruhigen kann und potenzielle auslösende Lebensmittel aus dem System entfernt werden können.

Vorteile der 21-Tage-Eliminationsdiät:

Identifizierung von Auslösern: Die Identifizierung bestimmter Lebensmittel, die die Symptome von Hashimoto verschlimmern können, ermöglicht einen gezielten und personalisierten Ansatz zur Behandlung der Erkrankung.

Reduzierung von Entzündungen: Durch die Eliminierung potenziell entzündlicher Lebensmittel zielt die Diät darauf ab, die allgemeine Entzündung im Körper zu reduzieren, was bei Autoimmunerkrankungen wie Hashimoto von Vorteil ist.

Verbessertes Wohlbefinden: Viele Menschen berichten, dass sie sich nach Abschluss der 21-tägigen Eliminationsdiät besser fühlen, mit weniger Müdigkeit und verbesserter Stimmung.

Wichtige Überlegungen:

Konsultieren Sie einen Arzt: Bevor Sie mit einer Diät beginnen, insbesondere mit einer, die sich auf die Behandlung einer Krankheit konzentriert, ist es wichtig, einen Arzt oder einen registrierten Ernährungsberater zu konsultieren.

Individuelle Variabilität: Was für eine Person funktioniert, funktioniert möglicherweise nicht für eine andere. Die 21-tägige Eliminationsdiät ist ein Werkzeug zur Selbstfindung und sollte auf die individuellen Bedürfnisse abgestimmt sein.

Langfristige Änderungen des Lebensstils: Das Ziel ist nicht nur eine kurzfristige Lösung. Die aus der Eliminationsdiät gewonnenen Erkenntnisse können in langfristige Ernährungsentscheidungen einfließen, die die allgemeine Gesundheit und das Wohlbefinden von Menschen mit Hashimoto-Krankheit unterstützen.

Leben nach der Eliminationsdiät

Sobald Sie die 21-tägige Eliminationsdiät für Hashimoto abgeschlossen und auslösende Lebensmittel identifiziert haben, verlagert sich der Fokus auf die Schaffung eines nachhaltigen und gesunden Lebensstils. So könnte das Leben nach einer Eliminierungsdiät aussehen:

1. Personalisierte Ernährung: Basierend auf deinen Erfahrungen während der Eliminationsdiät hast du nun ein besseres Verständnis dafür, welche Lebensmittel gut für dich wirken und welche Symptome auslösen können. Dieses Wissen hilft Ihnen, einen personalisierten, langfristigen Ernährungsplan zu erstellen.

2. Ausgewogene Ernährung: Legen Sie Wert auf eine ausgewogene Ernährung, die eine Vielzahl von nährstoffreichen Lebensmitteln enthält. Stellen Sie sicher, dass Sie genügend Vitamine, Mineralien und andere essentielle Nährstoffe zu sich nehmen, um die allgemeine Gesundheit und die Schilddrüsenfunktion zu unterstützen.

3. Regelmäßige Überwachung: Behalten Sie Ihre Symptome und Ihr Energieniveau im Auge. Regelmäßige Selbstüberwachung ermöglicht es Ihnen, Muster oder Anzeichen von Unbehagen zu erkennen, was Ihnen hilft, die notwendigen Anpassungen Ihrer

Ernährung oder Ihres Lebensstils vorzunehmen.

4. Achtsames Essen: Pflegen Sie einen achtsamen Umgang mit dem Essen. Achte darauf, wie du dich bei verschiedenen Lebensmitteln fühlst, und übe dich in intuitivem Essen, indem du auf die Signale deines Körpers über Hunger und Sättigung hörst.

5. Flüssigkeitszufuhr: Bleiben Sie gut hydriert. Wasser spielt eine entscheidende Rolle für die allgemeine Gesundheit, und die richtige Flüssigkeitszufuhr unterstützt verschiedene Körperfunktionen, einschließlich des Stoffwechsels.

6. Stressbewältigung: Stress kann sich auf die Symptome von Hashimoto auswirken,

daher kann die Anwendung von Stressbewältigungstechniken wie Meditation, tiefes Atmen oder Yoga von Vorteil sein.

7. Konsequente körperliche Aktivität: Integrieren Sie regelmäßige Bewegung in Ihren Tagesablauf. Bewegung unterstützt nicht nur die Gewichtskontrolle, sondern trägt auch zum allgemeinen Wohlbefinden bei und kann helfen, Stress abzubauen.

8. Beratung mit medizinischem Fachpersonal: Arbeiten Sie weiterhin eng mit medizinischem Fachpersonal zusammen, einschließlich Ihres Arztes und eines registrierten Ernährungsberaters. Regelmäßige Kontrolluntersuchungen und Gespräche über Ihre Ernährung und

Symptome stellen sicher, dass Sie auf dem richtigen Weg sind.

9. Flexibilität in der Ernährung: Während es wichtig ist, bekannte auslösende Lebensmittel zu vermeiden, ist es auch in Ordnung, flexibel zu sein. Gelegentlicher Genuss oder das Ausprobieren neuer Lebensmittel kann Teil eines ausgewogenen Ansatzes sein, solange du darauf achtest, wie dein Körper reagiert.

10. Unterstützung durch die Gemeinschaft: Verbinde dich mit anderen, die an Hashimoto oder Autoimmunerkrankungen leiden. Der Austausch von Erfahrungen, Tipps und Erkenntnissen kann wertvolle Unterstützung und Ermutigung auf Ihrem Weg sein.

11. Bildungsressourcen: Bleiben Sie über Hashimoto und Autoimmunerkrankungen auf dem Laufenden. Wissen stärkt Sie, und wenn Sie mehr über Ihre Erkrankung wissen, können Sie fundierte Entscheidungen über Ihre Gesundheit treffen.

12. Feiern Sie den Fortschritt: Erkennen Sie die Fortschritte, die Sie gemacht haben, an und feiern Sie sie. Egal, ob es sich um ein verbessertes Energieniveau, eine bessere Stimmung oder ein klareres Verständnis Ihres Körpers handelt, das Erkennen von Erfolgen kann die Motivation steigern.

Denken Sie daran, dass es im Leben nach der Eliminationsdiät darum geht, einen nachhaltigen und angenehmen Lebensstil zu schaffen, der Ihre Gesundheit und Ihr

Wohlbefinden unterstützt. Es ist eine fortlaufende Reise der Selbstfindung, des Lernens und der Anpassung an das, was für Sie am besten funktioniert.

KAPITEL 2: FRÜHSTÜCK

1. Mango Kurkuma Lassi

ZUTATEN

1 Tasse Mangostücke (frisch oder gefroren)

1 Tasse griechischer Naturjoghurt (oder milchfreie Alternative)

1/2 Teelöffel Kurkumapulver

1 Esslöffel Honig oder Ahornsirup

1/2 Teelöffel gemahlener Ingwer

1 Tasse Wasser oder Kokoswasser

Eiswürfel (optional)

PRÄPARAT

Alle Zutaten in einem Mixer pürieren, bis eine glatte Masse entsteht.

Nach Belieben Eiswürfel hinzufügen.

In ein Glas gießen und genießen!

Zubereitungszeit: 5 Minuten

Nährwert: Reich an Probiotika, Antioxidantien und entzündungshemmenden Eigenschaften.

2. Tahini Kürbis Porridge

ZUTATEN

1 Tasse gekochter Butternusskürbis, püriert

2 Esslöffel Tahini

1 Esslöffel Chiasamen

1/2 Teelöffel Zimt

1/4 Teelöffel Muskatnuss

1 Tasse Mandelmilch (oder eine andere Milch Ihrer Wahl)

PRÄPARAT

Den zerdrückten Butternusskürbis, Tahini, Chiasamen, Zimt und Muskatnuss in einem Topf vermischen.

Bei mittlerer Hitze unter ständigem Rühren erhitzen.

Nach dem Erhitzen Mandelmilch hinzufügen und weiterrühren, bis alles gut vermischt und durcherhitzt ist.

In eine Schüssel geben und nach Belieben mit zusätzlichem Tahini belegen.

Zubereitungszeit: 10 Minuten

Nährwert: Reich an Ballaststoffen, gesunden Fetten und Vitaminen.

3. Vegetarisches Rührei

ZUTATEN

2 Eier (oder Tofu für eine vegane Option)

1/2 Tasse gewürfelte Paprika

1/2 Tasse gewürfelte Tomaten

1/4 Tasse gewürfelte Zwiebeln

1 Tasse Spinat

Salz und Pfeffer nach Geschmack

1 Esslöffel Olivenöl

PRÄPARAT

Olivenöl in einer Pfanne bei mittlerer Hitze erhitzen.

Zwiebeln dazugeben und glasig dünsten.

Paprika und Tomaten dazugeben und anbraten, bis sie weich sind.

Spinat dazugeben und kochen, bis er zusammenfällt.

Eier verquirlen und unter leichtem Rühren in die Pfanne geben, bis sie gar sind.

Mit Salz und Pfeffer würzen.

Zubereitungszeit: 15 Minuten

Nährwert: Reich an Proteinen, Vitaminen und Mineralien.

4. Hellgrüner Detox-Smoothie

ZUTATEN

1 Tasse Grünkohlblätter, Stiele entfernt

1/2 Gurke, geschält und in Scheiben geschnitten

1 grüner Apfel, entkernt und gehackt

1/2 Zitrone, entsaftet

1-Zoll-Stück Ingwer, geschält

1 Tasse Kokoswasser

Eiswürfel (optional)

PRÄPARAT

Alle Zutaten pürieren, bis eine glatte Masse entsteht.

Nach Belieben Eiswürfel hinzufügen.

In ein Glas gießen und genießen!

Zubereitungszeit: 5 Minuten

Nährwert: Vollgepackt mit Antioxidantien, Vitaminen und Flüssigkeitszufuhr.

5. Roter Samt-Smoothie

ZUTATEN

1 kleine Rote Bete, geschält und gewürfelt

1 Tasse gefrorene gemischte Beeren

1/2 Tasse griechischer Joghurt (oder milchfreie Alternative)

1 Esslöffel Kakaopulver

1 Esslöffel Honig oder Ahornsirup

1 Tasse Mandelmilch

PRÄPARAT

Alle Zutaten pürieren, bis eine glatte Masse entsteht.

Passen Sie die Süße bei Bedarf mit Honig oder Ahornsirup an.

In ein Glas gießen und genießen!

Zubereitungszeit: 7 Minuten

Nährwert: Reich an Antioxidantien, Ballaststoffen und Probiotika.

6. Getreidefreies Müsli

ZUTATEN

1 Tasse Mandeln, gehackt

1 Tasse Walnüsse, gehackt

1/2 Tasse ungesüßte Kokosraspeln

1/4 Tasse Chiasamen

1/4 Tasse Kokosöl, geschmolzen

2 Esslöffel Honig oder Ahornsirup

1 Teelöffel Vanilleextrakt

Prise Salz

PRÄPARAT

Den Ofen auf 150°C (300°F) vorheizen.

In einer Schüssel Mandeln, Walnüsse, Kokosraspeln und Chiasamen vermischen.

In einer separaten Schüssel geschmolzenes Kokosöl, Honig oder Ahornsirup, Vanilleextrakt und Salz vermischen.

Nasse und trockene Zutaten vermischen und auf einem Backblech verteilen.

20-25 Minuten backen, bis sie goldbraun sind, dabei gelegentlich umrühren.

Vor der Lagerung vollständig abkühlen lassen.

Zubereitungszeit: 30 Minuten

Nährwert: Reich an gesunden Fetten, Ballaststoffen und Proteinen.

7. Frühstückswurst und Blumenkohl-Hasch

ZUTATEN

1/2 Pfund Frühstückswurst (wählen Sie eine zuckerarme Option)

2 Tassen Blumenkohlreis

1/2 Zwiebel, gewürfelt

1 Paprika, gewürfelt

2 Esslöffel Olivenöl

Salz und Pfeffer nach Geschmack

PRÄPARAT

In einer Pfanne die Wurst anbraten, bis sie gebräunt ist. Herausnehmen und beiseite stellen.

In derselben Pfanne Olivenöl, Zwiebeln und Paprika hinzufügen. Kochen, bis sie weich sind.

Blumenkohlreis und gekochte Wurst dazugeben und kochen, bis der Blumenkohl weich ist.

Mit Salz und Pfeffer abschmecken.

Zubereitungszeit: 20 Minuten

Nährwert: Kohlenhydratarm und proteinreich.

8. Bananen-Walnuss-Mandelmehl-Muffins

ZUTATEN

2 reife Bananen, püriert

3 Eier

1/4 Tasse Kokosöl, geschmolzen

1 Teelöffel Vanilleextrakt

2 Tassen Mandelmehl

1/2 Teelöffel Backpulver

1/4 Teelöffel Salz

1/2 Tasse gehackte Walnüsse

PRÄPARAT

Den Ofen auf 175°C (350°F) vorheizen. Ein Muffinblech mit Papierförmchen auslegen.

In einer Schüssel zerdrückte Bananen, Eier, geschmolzenes Kokosöl und Vanilleextrakt vermischen.

In einer separaten Schüssel Mandelmehl, Natron und Salz vermischen.

Nach und nach die trockenen Zutaten zu den feuchten Zutaten geben und gut vermischen.

Gehackte Walnüsse unterheben.

Den Teig in Muffinförmchen füllen und 20-25 Minuten backen, bis ein Zahnstocher sauber herauskommt.

Zubereitungszeit: 30 Minuten

Nährwert: Glutenfrei und reich an gesunden Fetten.

9. Spinat-Kräuter-Frittata

ZUTATEN

6 Eier

1 Tasse frischer Spinat, gehackt

1/2 Tasse frische Kräuter (wie Petersilie, Schnittlauch oder Dill), gehackt

1/2 Tasse Kirschtomaten, halbiert

Salz und Pfeffer nach Geschmack

1 Esslöffel Olivenöl

PRÄPARAT

Den Ofen auf 175°C (350°F) vorheizen.

In einer Schüssel Eier verquirlen und mit Salz und Pfeffer würzen.

Olivenöl in einer ofenfesten Pfanne bei mittlerer Hitze erhitzen.

Spinat, Kräuter und Tomaten in die Pfanne geben und anbraten, bis der Spinat zusammenfällt.

Die verquirlten Eier über das Gemüse in der Pfanne gießen.

Einige Minuten kochen lassen, bis die Ränder anfangen fest zu werden.

Die Pfanne in den Ofen schieben und 15-20 Minuten backen, bis die Frittata fest und leicht goldbraun ist.

Zubereitungszeit: 25 Minuten

Nährwert: Reich an Proteinen, Vitaminen und Mineralien.

10.   Himbeer-Zimt-Joghurt-Bowl

ZUTATEN

1 Tasse griechischer Naturjoghurt (oder milchfreie Alternative)

1/2 Tasse frische Himbeeren

1 Esslöffel Chiasamen

1 Esslöffel Mandelmus

1/2 Teelöffel Zimt

1 Teelöffel Honig oder Ahornsirup (optional)

PRÄPARAT

In einer Schüssel griechischen Joghurt, frische Himbeeren und Chiasamen schichten.

Mit Mandelmus beträufeln und mit Zimt bestreuen.

Nach Belieben Honig oder Ahornsirup hinzufügen.

Zubereitungszeit: 5 Minuten

Nährwert: Reich an Proteinen, Ballaststoffen und Antioxidantien.

11.   Apfel-Karotten-Frühstücksmuffins

ZUTATEN

1 Tasse Mandelmehl

1/2 Tasse Kokosmehl

1 Teelöffel Backpulver

1/2 Teelöffel Zimt

Prise Salz

2 Eier

1/4 Tasse Kokosöl, geschmolzen

1/4 Tasse Honig oder Ahornsirup

1 Tasse geriebene Äpfel

1 Tasse geriebene Karotten

PRÄPARAT

Den Ofen auf 175°C (350°F) vorheizen. Ein Muffinblech mit Papierförmchen auslegen.

In einer Schüssel Mandelmehl, Kokosmehl, Natron, Zimt und Salz verquirlen.

In einer anderen Schüssel Eier verquirlen und geschmolzenes Kokosöl und Honig oder Ahornsirup unterrühren.

Nach und nach die feuchten Zutaten zu den trockenen Zutaten geben und umrühren, bis alles gut vermischt ist.

Geriebene Äpfel und Karotten unterheben.

Den Teig in Muffinförmchen füllen und 20-25 Minuten backen, bis ein Zahnstocher sauber herauskommt.

Zubereitungszeit: 30 Minuten

Nährwert: Glutenfrei und reich an Ballaststoffen.

12. Frucht-Kokos-Joghurt-Parfait

ZUTATEN

1 Tasse Kokosjoghurt

1/2 Tasse gemischte Beeren (Erdbeeren, Heidelbeeren, Himbeeren)

1/4 Tasse Müsli (wählen Sie bei Bedarf eine glutenfreie Option)

1 Esslöffel Kokosraspeln

Mit Honig oder Ahornsirup beträufeln (optional)

Präparat:

In einem Glas oder einer Schüssel Kokosjoghurt, gemischte Beeren und Müsli schichten.

Wiederholen Sie die Schichten, bis der Behälter gefüllt ist.

Mit Kokosraspeln belegen.

Nach Belieben mit Honig oder Ahornsirup beträufeln.

Zubereitungszeit: 5 Minuten

Nährwert: Reich an Probiotika, Antioxidantien und Ballaststoffen.

KAPITEL 3: SNACKS UND LECKEREIEN

1. Hausgemachte Kirschgummis

ZUTATEN

1 Tasse Kirschsaft (ungesüßt)

3 Esslöffel Grasgelatine

1-2 Esslöffel Honig oder Ahornsirup (optional)

PRÄPARAT

Kirschsaft in einem Topf bei schwacher Hitze erhitzen.

Gelatine nach und nach einrühren, bis sie sich vollständig aufgelöst hat.

Wenn Sie es verwenden, fügen Sie Honig oder Ahornsirup hinzu und rühren Sie, bis alles gut vermischt ist.

Gießen Sie die Mischung in Silikonformen oder eine flache Schale.

Mindestens 2 Stunden in den Kühlschrank stellen, bis sie fest sind.

Aus den Förmchen nehmen oder in Quadrate schneiden.

Zubereitungszeit: 10 Minuten + Kühlzeit

Nährwert: Reich an Antioxidantien und darmfreundlicher Gelatine.

2. Erdbeer-Frucht-Tarte

ZUTATEN

Für den Boden:

1 Tasse Mandelmehl

1/4 Tasse Kokosöl, geschmolzen

2 Esslöffel Honig oder Ahornsirup

Für die Füllung:

1 Tasse Kokoscreme

1 Teelöffel Vanilleextrakt

Frische Erdbeeren, in Scheiben geschnitten

PRÄPARAT

Den Ofen auf 175°C (350°F) vorheizen.

Für den Boden Mandelmehl, geschmolzenes Kokosöl und Honig oder Ahornsirup verrühren.

Die Masse in eine Tarteform drücken und 10-12 Minuten backen, bis sie goldbraun ist. Abkühlen lassen.

Kokoscreme mit Vanilleextrakt schaumig schlagen.

Die Kokoscreme auf dem abgekühlten Boden verteilen.

In Scheiben geschnittene Erdbeeren darauf verteilen.

Vor dem Servieren mindestens 1 Stunde in den Kühlschrank stellen.

Zubereitungszeit: 20 Minuten + Kühlzeit

Nährwert: Reich an gesunden Fetten und Antioxidantien.

3. Slow Cooker Pochierte Birnen

ZUTATEN

4 reife, aber feste Birnen, geschält und entkernt

1 Tasse Wasser

1/2 Tasse Honig oder Ahornsirup

1 Zimtstange

4 Nelken

1 Teelöffel Vanilleextrakt

PRÄPARAT

Birnen in den Slow Cooker geben.

In einer Schüssel Wasser, Honig oder Ahornsirup, Zimtstange, Nelken und Vanilleextrakt vermischen.

Gießen Sie die Mischung über die Birnen.

Auf niedriger Stufe 2-3 Stunden kochen lassen, bis die Birnen weich sind.

Warm servieren und mit der Pochierflüssigkeit beträufeln.

Zubereitungszeit: 10 Minuten + langsame Garzeit

Nährwert: Reich an Ballaststoffen, Vitaminen und Mineralien.

4.   Gewürzte Walnüsse

ZUTATEN

1 Tasse rohe Walnüsse

1 Esslöffel Kokosöl, geschmolzen

1 Teelöffel Zimt

1/2 Teelöffel gemahlener Ingwer

Prise Meersalz

1 Esslöffel Ahornsirup (optional)

PRÄPARAT

Den Ofen auf 175°C (350°F) vorheizen.

In einer Schüssel Walnüsse mit geschmolzenem Kokosöl, Zimt, gemahlenem Ingwer und Salz vermengen.

Die Walnüsse auf einem Backblech verteilen.

10-12 Minuten backen, dabei nach der Hälfte der Zeit umrühren.

Wenn Sie Ahornsirup verwenden, träufeln Sie Ahornsirup über die Walnüsse und schwenken Sie sie, um sie zu bestreichen.

Vor dem Servieren komplett abkühlen lassen.

Zubereitungszeit: 15 Minuten

Nährwert: Reich an gesunden Fetten und Antioxidantien.

5.   Avocado-Teufelseier

ZUTATEN

6 hartgekochte Eier, halbiert

1 reife Avocado, püriert

1 Esslöffel Zitronensaft

1 Teelöffel Dijon-Senf

Salz und Pfeffer nach Geschmack

Paprika zum Garnieren

PRÄPARAT

Das Eigelb aus den Eiern entfernen und in eine Schüssel geben.

Avocadopüree, Zitronensaft, Dijon-Senf, Salz und Pfeffer zu den Eigelben geben.

Pürieren und mixen, bis eine glatte Masse entsteht.

Die Masse mit einem Löffel in das Eiweiß geben.

Zum Garnieren mit Paprika bestreuen.

Zubereitungszeit: 15 Minuten

Nährwert: Reich an gesunden Fetten und Proteinen.

6. Knusprige, knusprige Karotten-Pommes

ZUTATEN

4 große Karotten, geschält und in Stäbchen geschnitten

1 Esslöffel Olivenöl

1 Teelöffel Paprika

1/2 Teelöffel Knoblauchpulver

Salz und Pfeffer nach Geschmack

PRÄPARAT

Den Ofen auf 220°C (425°F) vorheizen.

In einer Schüssel Karottenstreichhölzer mit Olivenöl, Paprikapulver, Knoblauchpulver, Salz und Pfeffer vermengen.

Die Karotten in einer einzigen Schicht auf einem Backblech verteilen.

20-25 Minuten backen, bis sie knusprig sind, dabei nach der Hälfte der Zeit umrühren.

Zubereitungszeit: 15 Minuten

Nährwert: Reich an Ballaststoffen, Vitaminen und Antioxidantien.

7. Grünkohl-Chips

ZUTATEN

1 Bund Grünkohl, Stiele entfernt und in mundgerechte Stücke gerissen

1 Esslöffel Olivenöl

1/2 Teelöffel Meersalz

1/4 Teelöffel Knoblauchpulver

1/4 Teelöffel Paprika

PRÄPARAT

Den Ofen auf 175°C (350°F) vorheizen.

In einer Schüssel Grünkohlstücke mit Olivenöl, Meersalz, Knoblauchpulver und Paprika vermengen.

Den Grünkohl auf einem Backblech verteilen.

10-15 Minuten backen, bis sie knusprig sind, dabei regelmäßig prüfen, damit sie nicht anbrennen.

Zubereitungszeit: 15 Minuten

Nährwert: Reich an Ballaststoffen, Vitaminen und Mineralien.

8.   Guacamole mit Jicama

ZUTATEN

3 reife Avocados, geschält und püriert

1/4 Tasse rote Zwiebel, fein gewürfelt

1/4 Tasse frischer Koriander, gehackt

1 Jalapeño, entkernt und gehackt

1 Limette, entsaftet

Salz und Pfeffer nach Geschmack

Jicama-Stäbchen zum Dippen

PRÄPARAT

In einer Schüssel pürierte Avocados, rote Zwiebeln, Koriander, Jalapeño, Limettensaft, Salz und Pfeffer vermischen.

Mixen, bis alles gut vermischt ist.

Mit Jicama-Sticks zum Dippen servieren.

Zubereitungszeit: 15 Minuten

Nährwert: Reich an gesunden Fetten, Ballaststoffen und Vitaminen.

9. Zucchini-Runden mit Tapenade

ZUTATEN

2 Zucchini, in Scheiben geschnitten

1 Esslöffel Olivenöl

Salz und Pfeffer nach Geschmack

Oliven-Tapenade zum Topping

PRÄPARAT

Den Ofen auf 200°C (400°F) vorheizen.

Zucchinischeiben mit Olivenöl, Salz und Pfeffer schwenken.

Die Runden auf einem Backblech anrichten.

Für 15-20 Minuten backen, bis sie goldbraun sind.

Jede Runde mit einem kleinen Klecks Oliventapenade garnieren.

Zubereitungszeit: 20 Minuten

Nährwert: Kohlenhydratarm und reich an Ballaststoffen.

10. Kühlschrank Dill Essiggurken

ZUTATEN

4-5 kleine Gurken, in Scheiben geschnitten

1 Tasse Wasser

1 Tasse weißer Essig

1 Esslöffel Salz

1 Esslöffel Dillsamen

1 Teelöffel schwarze Pfefferkörner

2 Knoblauchzehen, gehackt

PRÄPARAT

In einem Glas Wasser, weißen Essig, Salz, Dillsamen, schwarze Pfefferkörner und gehackten Knoblauch vermischen.

Umrühren, bis sich das Salz aufgelöst hat.

Gib die Gurkenscheiben in das Glas und achte darauf, dass sie vollständig in die Flüssigkeit eingetaucht sind.

Verschließen Sie das Glas und stellen Sie es vor dem Servieren mindestens 24 Stunden lang in den Kühlschrank.

Zubereitungszeit: 10 Minuten + Kühlzeit

Nährwert: Kalorienarm und eine Quelle für Probiotika.

11. Kochbananen-Chips

ZUTATEN

2 grüne Kochbananen, in dünne Scheiben geschnitten

2 Esslöffel Kokosöl, geschmolzen

Salz nach Geschmack

Präparat:

Den Ofen auf 190°C (375°F) vorheizen.

Kochbananenscheiben mit geschmolzenem Kokosöl und Salz vermengen.

Die Scheiben auf einem Backblech verteilen.

15-20 Minuten backen, bis sie knusprig sind, dabei nach der Hälfte der Zeit wenden.

Zubereitungszeit: 15 Minuten

Nährwert: Reich an Ballaststoffen und eine gesündere Alternative zu herkömmlichen Chips.

12. Kirsch-Erdmandelmehl Leder

ZUTATEN

2 Tassen Kirschen, entsteint

1/2 Tasse Erdmandelmehl

2 Esslöffel Honig oder Ahornsirup

PRÄPARAT

Den Ofen auf 75°C (170°F) oder die niedrigste Stufe vorheizen.

In einem Mixer die Kirschen pürieren, bis sie glatt sind.

In einer Schüssel Kirschpüree, Erdmandelmehl und Honig oder Ahornsirup vermischen.

Die Masse auf einem mit Backpapier ausgelegten Backblech verteilen.

6-8 Stunden im Ofen trocknen oder bis das Leder nicht mehr klebrig ist.

In Streifen schneiden und aufrollen.

Zubereitungszeit: 15 Minuten + Dörrzeit

Nährwert: Reich an Antioxidantien und eine gesunde Alternative zu handelsüblichem Fruchtleder.

KAPITEL 4: EINFACHES GEMÜSE UND BEILAGEN

1. Kalter asiatischer Zoodle-Salat

ZUTATEN

2 mittelgroße Zucchini, spiralisiert

1 Karotte, in Streifen geschnitten

1/2 Tasse Rotkohl, in dünne Scheiben geschnitten

1/4 Tasse gehackte Frühlingszwiebeln

1/4 Tasse gehackter Koriander

2 Esslöffel Sesamöl

2 Esslöffel Tamari oder Kokosaminos

1 Esslöffel Reisessig

1 Esslöffel Sesam (optional)

PRÄPARAT

In einer großen Schüssel Zucchini-Nudeln, Karotten, Rotkohlscheiben, Frühlingszwiebeln und Koriander vermischen.

In einer kleinen Schüssel Sesamöl, Tamari- oder Kokosaminos und Reisessig verquirlen.

Das Dressing über das Gemüse gießen und schwenken, bis es gut bedeckt ist.

Nach Belieben mit Sesam bestreuen.

Vor dem Servieren mindestens 30 Minuten in den Kühlschrank stellen.

Zubereitungszeit: 15 Minuten

Nährwert: Kohlenhydratarm, reich an Ballaststoffen und Antioxidantien.

2. Gebackene Zucchinischiffchen mit Kräutern

ZUTATEN

4 mittelgroße Zucchini, längs halbiert

1 Esslöffel Olivenöl

1 Tasse Kirschtomaten, halbiert

1/2 Tasse Fetakäse, zerbröckelt

2 EL frisches Basilikum, gehackt

Salz und Pfeffer nach Geschmack

PRÄPARAT

Den Ofen auf 190°C (375°F) vorheizen.

Die Zucchinihälften in der Mitte aushöhlen, so dass eine bootsartige Form entsteht.

Die Zucchini mit Olivenöl bestreichen und in eine Auflaufform geben.

In einer Schüssel Kirschtomaten, Fetakäse und frisches Basilikum vermischen. Mit Salz und Pfeffer würzen.

Die Mischung in die Zucchini-Schiffchen geben.

Für 20-25 Minuten backen oder bis die Zucchini weich ist.

Zubereitungszeit: 15 Minuten

Nährwert: Kohlenhydratarm, reich an Ballaststoffen und eine gute Quelle für Vitamine und Mineralien.

3. Cremiger Ananas-Krautsalat

ZUTATEN

4 Tassen geriebener Kohl

1 Tasse geriebene Karotten

1 Tasse Ananasstücke

1/2 Tasse Mayonnaise (am besten hausgemacht oder im Laden gekauft)

2 Esslöffel Apfelessig

1 Esslöffel Honig oder Ahornsirup

Salz und Pfeffer nach Geschmack

PRÄPARAT

In einer großen Schüssel zerkleinerten Kohl, geriebene Karotten und Ananasstücke vermischen.

In einer kleinen Schüssel Mayonnaise, Apfelessig, Honig oder Ahornsirup, Salz und Pfeffer verquirlen.

Das Dressing über den Krautsalat gießen und schwenken, bis es gut bedeckt ist.

Vor dem Servieren mindestens 1 Stunde in den Kühlschrank stellen.

Zubereitungszeit: 15 Minuten

Nährwert: Reich an Ballaststoffen, Vitaminen und natürlicher Süße aus Ananas.

4. Gefüllte Zucchini

ZUTATEN

4 mittelgroße Zucchini, längs halbiert

1 Esslöffel Olivenöl

1 Zwiebel, gewürfelt

2 Knoblauchzehen, gehackt

1 Paprika, gewürfelt

1 Tasse Kirschtomaten, halbiert

1 Tasse Spinat, gehackt

1/2 Tasse Fetakäse, zerbröckelt

Salz und Pfeffer nach Geschmack

PRÄPARAT

Den Ofen auf 190°C (375°F) vorheizen.

Die Mitte der Zucchinihälften aushöhlen.

In einer Pfanne Olivenöl bei mittlerer Hitze erhitzen. Zwiebel und Knoblauch dazugeben und anbraten, bis sie weich sind.

Paprika, Kirschtomaten und Spinat hinzufügen. Kochen, bis das Gemüse weich ist.

Die Zucchinihälften mit der Gemüsemischung füllen.

Mit zerbröckeltem Fetakäse belegen.

Für 20-25 Minuten backen, bis die Zucchini gar sind.

Zubereitungszeit: 25 Minuten

Nährwert: Kohlenhydratarm, reich an Ballaststoffen und eine gute Vitaminquelle.

5. Veggie "Reis" Bowl

ZUTATEN

2 Tassen Blumenkohlreis

1 Esslöffel Kokosöl

1 Tasse Brokkoliröschen

1 Karotte, gerieben

1/2 Tasse Zuckerschoten, in Scheiben geschnitten

2 Esslöffel Tamari oder Kokosaminos

1 Teelöffel Sesamöl

1 Esslöffel Sesam (optional)

Gehackte Frühlingszwiebeln zum Garnieren

PRÄPARAT

In einer Küchenmaschine Blumenkohl so lange pürieren, bis er wie Reis aussieht.

In einer Pfanne Kokosöl bei mittlerer Hitze erhitzen. Blumenkohlreis dazugeben und weich kochen.

Brokkoli, geriebene Karotte und Zuckerschoten hinzufügen. Kochen, bis das Gemüse knusprig-weich ist.

In einer kleinen Schüssel Tamari oder Kokosaminos mit Sesamöl vermischen. Mit der Gemüsereismischung übergießen.

Wenden, bis alles gut vermischt ist. Mit Sesam und gehackten Frühlingszwiebeln garnieren.

Zubereitungszeit: 20 Minuten

Nährwert: Kohlenhydratarm, kalorienarm und reich an Ballaststoffen.

6. Spaghetti Kürbis Marinara

ZUTATEN

1 mittelgroßer Spaghettikürbis

2 Esslöffel Olivenöl

1 Zwiebel, gewürfelt

2 Knoblauchzehen, gehackt

1 Dose (14 oz) zerdrückte Tomaten

1 Teelöffel getrockneter Oregano

1 Teelöffel getrocknetes Basilikum

Salz und Pfeffer nach Geschmack

Frische Petersilie zum Garnieren

PRÄPARAT

Den Ofen auf 190°C (375°F) vorheizen.

Den Spaghettikürbis längs halbieren und die Kerne entfernen.

Mit Olivenöl beträufeln und den Kürbis mit der Schnittfläche nach unten auf ein Backblech legen.

40-45 Minuten backen, bis der Kürbis weich ist.

In einer Pfanne Olivenöl bei mittlerer Hitze erhitzen. Zwiebel und Knoblauch dazugeben und anbraten, bis sie weich sind.

Zerdrückte Tomaten, Oregano, Basilikum, Salz und Pfeffer hinzufügen. 15-20 Minuten köcheln lassen.

Den Spaghettikürbis mit einer Gabel abkratzen, um "Nudeln" zu erhalten.

Mit Marinara-Sauce belegen und mit frischer Petersilie garnieren.

Zubereitungszeit: 50 Minuten

Nährwert: Kohlenhydratarm, reich an Ballaststoffen und eine gute Vitaminquelle.

7. Huevos Rancheros

ZUTATEN

4 Eier

1 Esslöffel Olivenöl

1 Zwiebel, gewürfelt

2 Knoblauchzehen, gehackt

1 Paprika, gewürfelt

1 Dose (14 oz) gewürfelte Tomaten

1 Teelöffel gemahlener Kreuzkümmel

1 Teelöffel Chilipulver

Salz und Pfeffer nach Geschmack

Frischer Koriander zum Garnieren

Avocadoscheiben zum Servieren

PRÄPARAT

In einer Pfanne Olivenöl bei mittlerer Hitze erhitzen. Zwiebel und Knoblauch dazugeben und anbraten, bis sie weich sind.

Paprika, gewürfelte Tomaten, gemahlenen Kreuzkümmel, Chilipulver, Salz und Pfeffer hinzufügen. 10 Minuten köcheln lassen.

Vertiefungen in die Tomatenmischung drücken und Eier in jede Mulde schlagen.

Zugedeckt kochen, bis die Eier nach Belieben gar sind.

Mit frischem Koriander garnieren und mit Avocadoscheiben servieren.

Zubereitungszeit: 20 Minuten

Nährwert: Reich an Proteinen, Vitaminen und gesunden Fetten.

8.   Süßkartoffel-Curry

ZUTATEN

2 mittelgroße Süßkartoffeln, geschält und gewürfelt

1 Esslöffel Kokosöl

1 Zwiebel, gewürfelt

2 Knoblauchzehen, gehackt

1 Esslöffel geriebener Ingwer

1 Esslöffel Currypulver

1 Dose (14 oz) Kokosmilch

1 Tasse Gemüsebrühe

1 Tasse Spinat

Salz und Pfeffer nach Geschmack

Frischer Koriander zum Garnieren

PRÄPARAT

In einem Topf Kokosöl bei mittlerer Hitze erhitzen. Zwiebel, Knoblauch und geriebenen Ingwer dazugeben und anbraten, bis sie weich sind.

Currypulver dazugeben und 1-2 Minuten rühren.

Süßkartoffelwürfel, Kokosmilch und Gemüsebrühe hinzufügen. Zum Köcheln bringen und kochen, bis die Süßkartoffeln weich sind.

Spinat unterrühren, bis er welk ist.

Mit Salz und Pfeffer würzen. Mit frischem Koriander garnieren.

Zubereitungszeit: 30 Minuten

Nährwert: Reich an Ballaststoffen, Vitaminen und entzündungshemmenden Eigenschaften.

9.   Balsamico-marinierter Fenchelsalat

ZUTATEN

2 Fenchelknollen, in dünne Scheiben geschnitten

1/4 Tasse Olivenöl

2 Esslöffel Balsamico-Essig

1 Teelöffel Dijon-Senf

1 Teelöffel Honig oder Ahornsirup

Salz und Pfeffer nach Geschmack

Gehackte frische Petersilie zum Garnieren

PRÄPARAT

In einer Schüssel Olivenöl, Balsamico-Essig, Dijon-Senf, Honig oder Ahornsirup, Salz und Pfeffer verquirlen.

Den in dünne Scheiben geschnittenen Fenchel in die Schüssel geben und schwenken, bis er gut bedeckt ist.

Mindestens 30 Minuten marinieren lassen.

Vor dem Servieren mit gehackter frischer Petersilie garnieren.

Zubereitungszeit: 15 Minuten + Marinierzeit

Nährwert: Kalorienarm, reich an Ballaststoffen und eine gute Vitaminquelle.

10. Schnell eingelegte rote Zwiebeln

ZUTATEN

1 große rote Zwiebel, in dünne Scheiben geschnitten

1/2 Tasse Apfelessig

1 Esslöffel Honig oder Ahornsirup

1 Teelöffel Salz

1/2 Teelöffel schwarze Pfefferkörner

1 Lorbeerblatt

PRÄPARAT

Die in dünne Scheiben geschnittene rote Zwiebel in ein Glas geben.

In einem kleinen Topf Apfelessig, Honig oder Ahornsirup, Salz, schwarze Pfefferkörner und Lorbeerblatt vermischen.

Die Mischung unter Rühren zum Köcheln bringen, bis sich das Salz aufgelöst hat.

Gießen Sie die heiße Flüssigkeit über die roten Zwiebeln im Glas.

Lassen Sie die eingelegten Zwiebeln auf Zimmertemperatur abkühlen, bevor Sie das Glas verschließen.

Vor dem Servieren mindestens 1 Stunde in den Kühlschrank stellen.

Zubereitungszeit: 15 Minuten + Beizzeit

Nährwert: Kalorienarm, verleiht Gerichten Geschmack und ist eine Quelle für Probiotika.

KAPITEL 5:
HAUPTNAHRUNGSMITTEL

1. Mahi-Mahi mit Mango Agrodolce

ZUTATEN

4 Mahi-Mahi-Filets

Salz und Pfeffer nach Geschmack

1 Esslöffel Olivenöl

Für Mango Agrodolce:

1 reife Mango, geschält und gewürfelt

2 Esslöffel Balsamico-Essig

1 Esslöffel Honig oder Ahornsirup

1 Teelöffel geriebener Ingwer

Salz nach Geschmack

PRÄPARAT

Mahi-Mahi-Filets mit Salz und Pfeffer würzen.

In einer Pfanne Olivenöl bei mittlerer bis hoher Hitze erhitzen.

Die Mahi-Mahi-Filets 3-4 Minuten pro Seite anbraten, bis sie gar sind.

In einem separaten Topf Mangowürfel, Balsamico-Essig, Honig oder Ahornsirup, geriebenen Ingwer und Salz vermischen.

Bei mittlerer Hitze köcheln lassen, bis die Mango weich und die Sauce leicht eingedickt ist.

Die Mahi-Mahi-Filets mit Mango-Agrodolce servieren.

Zubereitungszeit: 20 Minuten

Nährwert: Reich an Omega-3-Fettsäuren, Eiweiß und Vitaminen.

2. In der Pfanne gebratener Heilbutt

ZUTATEN

4 Heilbuttfilets

2 Esslöffel Olivenöl

Salz und Pfeffer nach Geschmack

1 Zitrone, in Scheiben geschnitten

Frische Kräuter zum Garnieren (z.B. Petersilie oder Dill)

PRÄPARAT

Den Ofen auf 200°C (400°F) vorheizen.

Heilbuttfilets mit Salz und Pfeffer würzen.

In einer ofenfesten Pfanne Olivenöl bei mittlerer bis hoher Hitze erhitzen.

Die Heilbuttfilets von jeder Seite 2 Minuten scharf anbraten.

Zitronenscheiben auf jedes Filet legen.

Die Pfanne in den vorgeheizten Ofen schieben und 8-10 Minuten rösten, bis der Heilbutt gar ist.

Vor dem Servieren mit frischen Kräutern garnieren.

Zubereitungszeit: 15 Minuten

Nährwert: Reich an Proteinen, Omega-3-Fettsäuren und Vitamin D.

3.   Mexikanische Kabeljau-Tacos

ZUTATEN

1 Pfund Kabeljaufilets

1 Esslöffel Olivenöl

1 Teelöffel Chilipulver

1/2 Teelöffel Kreuzkümmel

1/2 Teelöffel Paprika

Salz und Pfeffer nach Geschmack

Mais- oder glutenfreie Tortillas

Krautsalat (geriebener Kohl, Limettensaft und Koriander) zum Belegen

Salsa- und Avocadoscheiben zum Servieren

PRÄPARAT

Den Ofen auf 190°C (375°F) vorheizen.

In einer Schüssel Olivenöl, Chilipulver, Kreuzkümmel, Paprikapulver, Salz und Pfeffer vermischen.

Die Kabeljaufilets mit der Gewürzmischung bestreichen.

12-15 Minuten backen, bis der Kabeljau flockig ist.

Den Kabeljau flocken und Tacos mit Tortillas, Krautsalat, Salsa und Avocadoscheiben zusammenstellen.

Zubereitungszeit: 20 Minuten

Nährwert: Reich an Proteinen, Ballaststoffen und gesunden Fetten.

4.   Thunfisch-Salat-Wraps mit Ingwer-Gewürz

ZUTATEN

2 Dosen (je 5 oz) Thunfisch, abgetropft

1/4 Tasse Mayonnaise (am besten hausgemacht oder im Laden gekauft)

1 Esslöffel geriebener Ingwer

1 Esslöffel Sojasauce oder Tamari

1 Teelöffel Sesamöl

Salatblätter oder glutenfreie Wraps

Avocadoscheiben und Gurkenstreifen zum Topping

PRÄPARAT

In einer Schüssel abgetropften Thunfisch, Mayonnaise, geriebenen Ingwer, Sojasauce oder Tamari und Sesamöl vermischen.

Die Thunfischmischung auf Salatblätter oder Wraps geben.

Mit Avocadoscheiben und Gurkenstreifen belegen.

Zu Wickeln rollen und bei Bedarf mit Zahnstochern fixieren.

Zubereitungszeit: 15 Minuten

Nährwert: Reich an Proteinen, Omega-3-Fettsäuren und Antioxidantien.

5.   Garnelen-Curry

ZUTATEN

1 Pfund Garnelen, geschält und entdarmt

1 Esslöffel Kokosöl

1 Zwiebel, fein gehackt

2 Knoblauchzehen, gehackt

1 Esslöffel geriebener Ingwer

1 Esslöffel Currypulver

1 Dose (14 oz) Kokosmilch

1 Tasse Kirschtomaten, halbiert

Frischer Koriander zum Garnieren

Salz und Pfeffer nach Geschmack

PRÄPARAT

In einer Pfanne Kokosöl bei mittlerer Hitze erhitzen. Gehackte Zwiebel, gehackten Knoblauch und geriebenen Ingwer hinzufügen. Anbraten, bis sie weich sind.

Currypulver dazugeben und 1-2 Minuten rühren.

Geschälte und enthäutete Garnelen dazugeben und anbraten, bis sie rosa werden.

Mit Kokosmilch aufgießen und Kirschtomaten hinzufügen. 5-7 Minuten köcheln lassen.

Mit Salz und Pfeffer würzen. Vor dem Servieren mit frischem Koriander garnieren.

Zubereitungszeit: 25 Minuten

Nährwert: Reich an Proteinen, gesunden Fetten und entzündungshemmenden Gewürzen.

6.   Garnelen   Blumenkohl gebratener Reis

ZUTATEN

1 Pfund Garnelen, geschält und entdarmt

1 Kopf Blumenkohl, gerieben

2 Esslöffel Kokosöl

1 Zwiebel, gewürfelt

2 Karotten, gewürfelt

2 Knoblauchzehen, gehackt

1 Esslöffel geriebener Ingwer

2 Eier, verquirlt

3 Esslöffel Tamari oder Kokosaminos

Frühlingszwiebeln zum Garnieren

Sesam zum Garnieren

PRÄPARAT

In einer Pfanne Kokosöl bei mittlerer Hitze erhitzen. Zwiebelwürfel, Karotten, gehackten Knoblauch und geriebenen Ingwer hinzufügen. Anbraten, bis das Gemüse weich ist.

Das Gemüse auf eine Seite der Pfanne schieben und die verquirlten Eier auf die andere Seite geben. Die Eier rühren, bis sie gar sind.

Den geriebenen Blumenkohl in die Pfanne geben und 3-4 Minuten unter Rühren anbraten.

Geschälte und enthäutete Garnelen dazugeben und anbraten, bis sie rosa werden.

Tamari oder Kokosaminos über die Mischung gießen und umrühren.

Vor dem Servieren mit Frühlingszwiebeln und Sesam garnieren.

Zubereitungszeit: 30 Minuten

Nährwert: Kohlenhydratarm, proteinreich und eine gute Vitaminquelle.

7.   Weißer Fisch Rotes Curry

ZUTATEN

4 Weißfischfilets (z.B. Tilapia oder Kabeljau)

1 Esslöffel rote Currypaste

1 Dose (14 oz) Kokosmilch

1 rote Paprika, in Scheiben geschnitten

1 Zucchini, in Scheiben geschnitten

1 Esslöffel Fischsauce

Frische Basilikumblätter zum Garnieren

Gekochter Reis zum Servieren

PRÄPARAT

Rote Currypaste in einer Pfanne bei mittlerer Hitze 1-2 Minuten erhitzen.

Mit Kokosmilch aufgießen und so lange rühren, bis sich die Currypaste vollständig aufgelöst hat.

In Scheiben geschnittene rote Paprika und Zucchini in die Pfanne geben. 5-7 Minuten köcheln lassen.

Fischfilets mit Salz und Pfeffer würzen und in die Pfanne geben.

5-7 Minuten kochen lassen, bis der Fisch gar ist.

Fischsauce unterrühren und mit frischem Basilikum garnieren.

Über gekochtem Reis servieren.

Zubereitungszeit: 25 Minuten

Nährwert: Reich an Proteinen, gesunden Fetten und entzündungshemmenden Eigenschaften.

8. Pochierter Kabeljau mit Sommergemüse und Quinoa

ZUTATEN

4 Kabeljaufilets

1 Esslöffel Olivenöl

1 Zwiebel, gewürfelt

2 Knoblauchzehen, gehackt

1 Zucchini, gewürfelt

1 gelber Kürbis, gewürfelt

1 Tasse Kirschtomaten, halbiert

1 Tasse Quinoa, gekocht

Frische Petersilie zum Garnieren

Zitronenspalten zum Servieren

Salz und Pfeffer nach Geschmack

PRÄPARAT

Kabeljaufilets mit Salz und Pfeffer würzen.

In einer großen Pfanne Olivenöl bei mittlerer Hitze erhitzen. Die gewürfelte Zwiebel und den gehackten Knoblauch dazugeben und anbraten, bis sie weich sind.

Zucchiniwürfel und gelben Kürbis dazugeben und kochen, bis sie weich sind.

Kabeljaufilets auf die Gemüsemischung legen und Kirschtomaten dazugeben.

Die Pfanne abdecken und den Kabeljau 8-10 Minuten lang pochieren, bis er leicht abblättert.

Servieren Sie den Kabeljau auf gekochtem Quinoa, garniert mit frischer Petersilie und Zitronenspalten.

Zubereitungszeit: 30 Minuten

Nährwert: Reich an Proteinen, Ballaststoffen und Vitaminen.

9. Würziger Garnelen-, Okraschoten- und Tomateneintopf

ZUTATEN

1 Pfund Garnelen, geschält und entdarmt

2 Esslöffel Olivenöl

1 Zwiebel, gewürfelt

2 Knoblauchzehen, gehackt

1 Teelöffel geräuchertes Paprikapulver

1/2 Teelöffel Cayennepfeffer

1 Dose (14 oz) gewürfelte Tomaten

1 Tasse Okraschoten, in Scheiben geschnitten

Salz und Pfeffer nach Geschmack

Frischer Koriander zum Garnieren

PRÄPARAT

In einer Pfanne Olivenöl bei mittlerer Hitze erhitzen. Die gewürfelte Zwiebel und den gehackten Knoblauch dazugeben und anbraten, bis sie weich sind.

Geräuchertes Paprikapulver und Cayennepfeffer dazugeben und 1-2 Minuten rühren.

Geschälte und enthäutete Garnelen dazugeben und anbraten, bis sie rosa werden.

Tomatenwürfel und in Scheiben geschnittene Okra dazugeben. 10-12 Minuten köcheln lassen.

Mit Salz und Pfeffer würzen. Vor dem Servieren mit frischem Koriander garnieren.

Zubereitungszeit: 25 Minuten

Nährwert: Reich an Proteinen, Antioxidantien und entzündungshemmenden Gewürzen.

10. Krabben-Spargel-Auflauf

ZUTATEN

1 Pfund Krabbenfleisch

1 Pfund Spargel, geputzt und blanchiert

1/4 Tasse Mayonnaise (am besten hausgemacht oder im Laden gekauft)

1/4 Tasse saure Sahne

1 Esslöffel Dijon-Senf

1 Teelöffel Old Bay Gewürz

1 Tasse geriebener Cheddar-Käse

Gehackter Schnittlauch zum Garnieren

PRÄPARAT

Den Ofen auf 190°C (375°F) vorheizen.

In einer Schüssel Krabbenfleisch, blanchierten Spargel, Mayonnaise, Sauerrahm, Dijon-Senf und Old Bay-Gewürz vermischen.

Die Mischung in eine Auflaufform geben.

Mit geriebenem Cheddar-Käse garnieren.

20-25 Minuten backen, bis der Auflauf sprudelt und der Käse geschmolzen ist.

Vor dem Servieren mit gehacktem Schnittlauch garnieren.

Zubereitungszeit: 30 Minuten

Nährwert: Reich an Proteinen, gesunden Fetten und Vitaminen.

KAPITEL 6: GEFLÜGEL UND FLEISCH

1. Nussige Hähnchensalat-Wraps

ZUTATEN

1 Pfund gehacktes Huhn

1 Esslöffel Kokosöl

1/2 Tasse Wasserkastanien, gehackt

1/4 Tasse Frühlingszwiebeln, in Scheiben geschnitten

2 Esslöffel Mandelmus

1 Esslöffel Kokosaminos

1 Teelöffel Sesamöl

Buttersalatblätter zum Einwickeln

PRÄPARAT

In einer Pfanne Kokosöl bei mittlerer Hitze erhitzen. Hähnchenhackfleisch dazugeben und anbraten, bis es gebräunt ist.

Wasserkastanien und Frühlingszwiebeln in die Pfanne geben. Weitere 2-3 Minuten kochen lassen.

In einer kleinen Schüssel Mandelmus, Kokosaminos und Sesamöl vermischen. Über die Hähnchenmischung gießen und umrühren.

Die Mischung in Buttersalatblätter für Wraps geben.

Zubereitungszeit: 20 Minuten

Nährwert: Reich an Proteinen, gesunden Fetten und wenig Kohlenhydraten.

2.   Lamm-Hirtenkuchen

ZUTATEN

1 Pfund Lammhackfleisch

1 Zwiebel, gewürfelt

2 Karotten, gewürfelt

2 Knoblauchzehen, gehackt

1 Tasse grüne Erbsen

1 Tasse Rinder- oder Gemüsebrühe

2 Esslöffel Tomatenmark

2 Esslöffel Butter oder Ghee

4 Tassen Blumenkohlröschen

Salz und Pfeffer nach Geschmack

PRÄPARAT

Den Ofen auf 200°C (400°F) vorheizen.

In einer Pfanne Lammhackfleisch bei mittlerer Hitze anbraten. Zwiebelwürfel, Karotten und gehackten Knoblauch hinzufügen. Kochen, bis das Gemüse weich ist.

Grüne Erbsen, Rinder- oder Gemüsebrühe und Tomatenmark unterrühren. 10-12 Minuten köcheln lassen.

In einem separaten Topf Blumenkohl dämpfen, bis er weich ist. Mit Butter oder Ghee pürieren und mit Salz und Pfeffer würzen.

Die Lammmischung in eine Auflaufform geben und mit Blumenkohlpüree belegen.

Für 20-25 Minuten backen, bis die Oberseite goldbraun ist.

Zubereitungszeit: 45 Minuten

Nährwert: Reich an Proteinen, gesunden Fetten und wenig Kohlenhydraten.

3. Cremiger Rindfleischauflauf

ZUTATEN

1,5 Pfund Rinderhackfleisch

1 Zwiebel, gewürfelt

2 Knoblauchzehen, gehackt

1 Tasse Champignons, in Scheiben geschnitten

1 Tasse Spinat, gehackt

1 Tasse Kokosmilch

1/4 Tasse Hefeflocken

Salz und Pfeffer nach Geschmack

PRÄPARAT

Den Ofen auf 190°C (375°F) vorheizen.

In einer Pfanne Rinderhackfleisch bei mittlerer Hitze anbraten. Zwiebelwürfel, gehackten Knoblauch, Champignons und Spinat hinzufügen. Kochen, bis das Gemüse weich ist.

In einer Schüssel Kokosmilch und Hefeflocken vermischen. Über die Rindfleischmischung gießen und umrühren.

Die Mischung in eine Auflaufform geben.

20-25 Minuten backen, bis der Auflauf Blasen wirft.

Zubereitungszeit: 35 Minuten

Nährwert: Reich an Proteinen, gesunden Fetten und milchfrei.

4.   Puten-Piccata   mit Zitronen-Zucchini

ZUTATEN

1,5 Pfund Putenbrust, in dünne Scheiben geschnitten

Salz und Pfeffer nach Geschmack

2 Esslöffel Kokosmehl

2 Esslöffel Kokosöl

1/2 Tasse Hühnerbrühe

Saft von 2 Zitronen

2 Esslöffel Kapern

2 Zucchini, spiralisiert

Frische Petersilie zum Garnieren

PRÄPARAT

Putenscheiben mit Salz und Pfeffer würzen und in Kokosmehl wenden.

In einer Pfanne Kokosöl bei mittlerer bis hoher Hitze erhitzen. Putenscheiben 2-3 Minuten pro Seite goldbraun braten.

Den Truthahn aus der Pfanne nehmen. In derselben Pfanne Hühnerbrühe, Zitronensaft und Kapern hinzufügen. 5 Minuten köcheln lassen.

In einer separaten Pfanne spiralisierte Zucchini anschwitzen, bis sie weich sind.

Truthahn auf Zitronen-Zucchini servieren, mit Piccata-Sauce beträufeln und mit frischer Petersilie garnieren.

Zubereitungszeit: 25 Minuten

Nährwert: Reich an Proteinen, kohlenhydratarm und eine gute Quelle für Vitamine.

5. Slow Cooker Sloppy Joe Bowls

ZUTATEN

2 Pfund Rinderhackfleisch

1 Zwiebel, gewürfelt

2 Knoblauchzehen, gehackt

1 Paprika, gewürfelt

1 Dose (14 oz) zerdrückte Tomaten

1/4 Tasse Tomatenmark

2 Esslöffel Apfelessig

1 Esslöffel Honig oder Ahornsirup

1 Teelöffel Chilipulver

Salz und Pfeffer nach Geschmack

Süßkartoffel- oder Blumenkohlreis zum Servieren

PRÄPARAT

In einer Pfanne Rinderhackfleisch bei mittlerer Hitze anbraten. Zwiebelwürfel, gehackten Knoblauch und Paprika hinzufügen. Kochen, bis das Gemüse weich ist.

Die Rindfleischmischung in einen Slow Cooker geben.

Zerdrückte Tomaten, Tomatenmark, Apfelessig, Honig oder Ahornsirup, Chilipulver, Salz und Pfeffer hinzufügen. Umrühren.

4-6 Stunden auf niedriger Stufe kochen lassen.

Mit Süßkartoffel- oder Blumenkohlreis servieren.

Zubereitungszeit: 20 Minuten (plus Slow Cooker-Zeit)

Nährwert: Reich an Proteinen, kohlenhydratarm und frei von raffiniertem Zucker.

6. Steak Fajitas mit Zwiebeln und Paprika

ZUTATEN

1,5 lbs Flanksteak, in dünne Scheiben geschnitten

1 Zwiebel, in Scheiben geschnitten

2 Paprikaschoten, in Scheiben geschnitten

2 Esslöffel Olivenöl

1 Esslöffel Chilipulver

1 Teelöffel Kreuzkümmel

1 Teelöffel geräuchertes Paprikapulver

Salz und Pfeffer nach Geschmack

Salatblätter oder glutenfreie Tortillas zum Servieren

Guacamole und Salsa zum Topping

PRÄPARAT

In einer Schüssel das in Scheiben geschnittene Flanksteak, die in Scheiben geschnittene Zwiebel, die in Scheiben geschnittene Paprika, das Olivenöl, das Chilipulver, den Kreuzkümmel, das geräucherte Paprikapulver, Salz und Pfeffer mischen.

Eine Pfanne bei mittlerer bis hoher Hitze erhitzen. Das Steak und die Gemüsemischung dazugeben. 8-10 Minuten braten, bis das Steak gar und das Gemüse weich ist.

Servieren Sie die Fajita-Mischung in Salatblättern oder glutenfreien Tortillas.

Mit Guacamole und Salsa garnieren.

Zubereitungszeit: 30 Minuten

Nährwert: Reich an Proteinen, kohlenhydratarm und eine gute Quelle für Vitamine.

7. Gurkensalat

ZUTATEN

2 Gurken, in dünne Scheiben geschnitten

1/4 Tasse rote Zwiebel, in dünne Scheiben geschnitten

1/4 Tasse frischer Dill, gehackt

2 Esslöffel Apfelessig

1 Esslöffel Olivenöl

Salz und Pfeffer nach Geschmack

PRÄPARAT

In einer Schüssel dünn geschnittene Gurken, dünn geschnittene rote Zwiebeln und gehackten frischen Dill vermischen.

In einer kleinen Schüssel Apfelessig, Olivenöl, Salz und Pfeffer verquirlen.

Das Dressing über die Gurkenmischung gießen und schwenken, bis es gut bedeckt ist.

Vor dem Servieren mindestens 30 Minuten in den Kühlschrank stellen.

Zubereitungszeit: 10 Minuten

Nährwert: Kalorienarm, feuchtigkeitsspendend und eine gute Vitaminquelle.

8. Hackbraten-Fleischbällchen-Salat-Wraps mit Dip-Sauce

ZUTATEN

Für Fleischbällchen:

1 Pfund Rinderhackfleisch

1 Ei

1/2 Tasse Mandelmehl

1/4 Tasse Mandelmilch

2 Esslöffel Tomatenmark

1 Teelöffel Knoblauchpulver

1 Teelöffel Zwiebelpulver

Salz und Pfeffer nach Geschmack

Zum Dippen der Soße:

1/4 Tasse Mayonnaise (am besten hausgemacht oder im Laden gekauft)

1 Esslöffel Dijon-Senf

1 Esslöffel Honig oder Ahornsirup

PRÄPARAT

Den Ofen auf 190°C (375°F) vorheizen.

In einer Schüssel Rinderhackfleisch, Ei, Mandelmehl, Mandelmilch, Tomatenmark, Knoblauchpulver, Zwiebelpulver, Salz und Pfeffer vermischen.

Die Masse zu Fleischbällchen formen und auf ein Backblech legen.

Für 20-25 Minuten backen, bis die Fleischbällchen gar sind.

In einer kleinen Schüssel Mayonnaise, Dijon-Senf und Honig oder Ahornsirup verquirlen, um die Dip-Sauce herzustellen.

Fleischbällchen in Salat-Wraps mit der Dip-Sauce servieren.

Zubereitungszeit: 30 Minuten

Nährwert: Proteinreich, kohlenhydratarm und glutenfrei.

9. Ungefüllte Kohlrouladen

ZUTATEN

1 Pfund gemahlener Truthahn

1 Zwiebel, gewürfelt

2 Knoblauchzehen, gehackt

1 Kohl, zerkleinert

1 Dose (14 oz) gewürfelte Tomaten

1 Dose (14 oz) Tomatensauce

1 Teelöffel getrockneter Oregano

1 Teelöffel getrockneter Thymian

Salz und Pfeffer nach Geschmack

PRÄPARAT

In einer Pfanne Putenhackfleisch bei mittlerer Hitze anbraten. Die gewürfelte Zwiebel und den gehackten Knoblauch hinzufügen. Kochen, bis die Zwiebel glasig ist.

Den geriebenen Kohl, die gewürfelten Tomaten, die Tomatensauce, den getrockneten Oregano, den getrockneten Thymian, Salz und Pfeffer hinzufügen. Umrühren.

15-20 Minuten köcheln lassen, bis der Kohl weich ist.

Zubereitungszeit: 30 Minuten

Nährwert: Reich an Proteinen, kohlenhydratarm und eine gute Quelle für Ballaststoffe.

10. Zimt-Lamm-Pfanne

ZUTATEN

1,5 Pfund Lammhackfleisch

1 Zwiebel, gewürfelt

2 Knoblauchzehen, gehackt

1 Teelöffel gemahlener Zimt

1 Teelöffel Kreuzkümmel

1 Teelöffel Koriander

1 Tasse Kirschtomaten, halbiert

Frische Minze zum Garnieren

Salz und Pfeffer nach Geschmack

PRÄPARAT

In einer Pfanne Lammhackfleisch bei mittlerer Hitze anbraten. Die gewürfelte Zwiebel und den gehackten Knoblauch hinzufügen. Kochen, bis die Zwiebel glasig ist.

Gemahlenen Zimt, Kreuzkümmel, Koriander, Salz und Pfeffer unterrühren.

Kirschtomaten dazugeben und weitere 5 Minuten kochen lassen.

Vor dem Servieren mit frischer Minze garnieren.

Zubereitungszeit: 25 Minuten

Nährwert: Reich an Proteinen, reich an aromatischen Gewürzen und arm an Kohlenhydraten.

11. Mediterrane Hähnchenpizzen

ZUTATEN

4 Hähnchenbrüste ohne Knochen und Haut

2 Esslöffel Olivenöl

1 Teelöffel getrockneter Oregano

1 Teelöffel getrocknetes Basilikum

1/2 Teelöffel Knoblauchpulver

Salz und Pfeffer nach Geschmack

1 Tasse Kirschtomaten, in Scheiben geschnitten

1/2 Tasse schwarze Oliven, in Scheiben geschnitten

1/2 Tasse Fetakäse, zerbröckelt

Frisches Basilikum zum Garnieren

PRÄPARAT

Den Ofen auf 200°C (400°F) vorheizen.

Hähnchenbrust auf ein Backblech legen. Mit Olivenöl beträufeln und mit getrocknetem Oregano, getrocknetem Basilikum, Knoblauchpulver, Salz und Pfeffer bestreuen.

Für 20-25 Minuten backen, bis das Hähnchen gar ist.

Jede Hähnchenbrust mit in Scheiben geschnittenen Kirschtomaten, in Scheiben geschnittenen schwarzen Oliven und zerbröckeltem Fetakäse belegen.

Zurück in den Ofen schieben und weitere 5 Minuten backen, bis der Käse geschmolzen ist.

Vor dem Servieren mit frischem Basilikum garnieren.

Zubereitungszeit: 30 Minuten

Nährwert: Reich an Proteinen, kohlenhydratarm und mit einem Hauch von Mittelmeer.

12. One-Pot Zuppa Toscana

ZUTATEN

1 Pfund italienische Wurst, zerbröckelt

1 Zwiebel, gewürfelt

3 Knoblauchzehen, gehackt

4 Tassen Grünkohl, gehackt

4 Tassen Hühnerbrühe

1 Tasse Kokosmilch

3 mittelgroße Kartoffeln, in Scheiben geschnitten

Salz und Pfeffer nach Geschmack

PRÄPARAT

In einem großen Topf braun zerbröckelte italienische Wurst bei mittlerer Hitze. Die gewürfelte Zwiebel und den gehackten Knoblauch hinzufügen. Kochen, bis die Zwiebel glasig ist.

Gehackten Grünkohl, Hühnerbrühe, Kokosmilch und in Scheiben geschnittene Kartoffeln hinzufügen. Zum Köcheln bringen.

20-25 Minuten köcheln lassen, bis die Kartoffeln weich sind.

Vor dem Servieren mit Salz und Pfeffer würzen.

Zubereitungszeit: 35 Minuten

Nährwert: Reich an Proteinen, kohlenhydratarm und eine gute Quelle für Vitamine.

KAPITEL 7: DESSERTS

1. Vanille-Kamille pochierte Pflaumen

ZUTATEN

4 Pflaumen, halbiert und entsteint

2 Tassen Wasser

1/2 Tasse Honig oder Ahornsirup

2 Kamillenteebeutel

1 Vanilleschote, gespalten und Mark ausgekratzt

Schale von 1 Orange

PRÄPARAT

In einem Topf Wasser, Honig oder Ahornsirup, Kamillenteebeutel, Vanilleschote und -mark sowie Orangenschale vermischen.

Die Mischung unter Rühren zum Köcheln bringen, bis sich das Süßungsmittel aufgelöst hat.

Pflaumenhälften in die köchelnde Flüssigkeit geben. 5-7 Minuten pochieren oder bis die Pflaumen weich sind.

Pflaumen herausnehmen und vor dem Servieren abkühlen lassen.

Zubereitungszeit: 15 Minuten

Nährwert: Kalorienarm, reich an Antioxidantien und eine gute Vitaminquelle.

2.   Apfel-Birnen-Sauce

ZUTATEN

4 Äpfel, geschält, entkernt und gewürfelt

4 Birnen, geschält, entkernt und gewürfelt

1/4 Tasse Wasser

1 Teelöffel Zimt

1/2 Teelöffel Muskatnuss

1 Esslöffel Honig oder Ahornsirup (optional)

PRÄPARAT

In einem Topf gewürfelte Äpfel, Birnenwürfel, Wasser, Zimt und Muskatnuss vermischen.

Bei mittlerer Hitze kochen, bis die Früchte weich sind und sich leicht mit einer Gabel zerdrücken lassen.

Die Früchte auf die gewünschte Konsistenz pürieren.

Nach Belieben Honig oder Ahornsirup für die Süße hinzufügen.

Die Soße vor dem Servieren abkühlen lassen.

Zubereitungszeit: 20 Minuten

Nährwert: Reich an Ballaststoffen, Vitaminen und natürlicher Süße.

3. Cranberry-Orangen-Kompott

ZUTATEN

2 Tassen frische oder gefrorene Cranberries

1/2 Tasse Orangensaft

Schale von 1 Orange

1/4 Tasse Honig oder Ahornsirup

1 Zimtstange

PRÄPARAT

In einem Topf Cranberries, Orangensaft, Orangenschale, Honig oder Ahornsirup und eine Zimtstange vermischen.

Die Mischung bei mittlerer Hitze zum Köcheln bringen.

10-15 Minuten kochen lassen, bis die Cranberries platzen und das Kompott eindickt.

Die Zimtstange entfernen und das Kompott vor dem Servieren abkühlen lassen.

Zubereitungszeit: 15 Minuten

Nährwert: Reich an Antioxidantien, Vitamin C und natürlicher Süße.

4. Avocado-Schoko, gefrorene Pfirsiche und Sahneriegel

ZUTATEN

2 reife Avocados

1/4 Tasse Kakaopulver

1/4 Tasse Honig oder Ahornsirup

1 Teelöffel Vanilleextrakt

1 Tasse gefrorene Pfirsichscheiben

PRÄPARAT

In einem Mixer Avocados, Kakaopulver, Honig oder Ahornsirup und Vanilleextrakt vermischen. Mixen, bis eine glatte Masse entsteht.

In einer Eisform die Avocado-Schoko-Mischung mit gefrorenen Pfirsichscheiben schichten.

Eis am Stiel einstecken und mindestens 4 Stunden einfrieren, bis sie fest sind.

Halten Sie die Form vor dem Servieren unter warmes Wasser, um die Riegel zu lösen.

Zubereitungszeit: 15 Minuten + Gefrierzeit

Nährwert: Reich an gesunden Fetten, Antioxidantien und natürlicher Süße.

5. Kühler Minz- und Honigtau-Slushy

ZUTATEN

2 Tassen Honigmelone, gewürfelt

1/2 Tasse frische Minzblätter

1 Esslöffel Honig oder Ahornsirup

2 Tassen Eiswürfel

1/2 Tasse kaltes Wasser

PRÄPARAT

In einem Mixer Honigmelone, frische Minzblätter, Honig oder Ahornsirup, Eiswürfel und kaltes Wasser vermischen.

Mixen, bis alles glatt und matschig ist.

In Gläser füllen und nach Belieben mit zusätzlichen Minzblättern garnieren.

Sofort servieren.

Zubereitungszeit: 10 Minuten

Nährwert: Feuchtigkeitsspendend, kalorienarm und reich an Vitaminen.

6. Heidelbeer-Kokos-Riegel mit Schokoladenüberzug

ZUTATEN

1 Tasse frische Heidelbeeren

1/4 Tasse Kokosraspeln

1/4 Tasse Kokosöl, geschmolzen

2 Esslöffel Kakaopulver

1 Esslöffel Honig oder Ahornsirup

1/2 Teelöffel Vanilleextrakt

PRÄPARAT

Eine kleine Auflaufform mit Backpapier auslegen.

In einer Schüssel frische Blaubeeren und Kokosraspeln vermischen. Gleichmäßig in der vorbereiteten Form verteilen.

In einer separaten Schüssel geschmolzenes Kokosöl, Kakaopulver, Honig oder Ahornsirup und Vanilleextrakt vermischen. Über die Heidelbeer-Kokos-Mischung gießen.

Mindestens 2 Stunden einfrieren oder bis sie fest sind.

In Riegel schneiden und servieren.

Zubereitungszeit: 15 Minuten + Gefrierzeit

Nährwert: Reich an Antioxidantien, gesunden Fetten und natürlicher Süße.

7.   Pochierte Orangenbirnen mit Muskatnuss

ZUTATEN

4 reife Birnen, geschält und halbiert

2 Tassen Orangensaft

Schale von 1 Orange

1/4 Tasse Honig oder Ahornsirup

1/2 Teelöffel gemahlene Muskatnuss

PRÄPARAT

In einem Topf Orangensaft, Orangenschale, Honig oder Ahornsirup und gemahlene Muskatnuss vermischen.

Die Flüssigkeit bei mittlerer Hitze zum Köcheln bringen.

Birnenhälften vorsichtig in die köchelnde Flüssigkeit legen.

15-20 Minuten pochieren, bis die Birnen weich sind.

Die Birnen herausnehmen und vor dem Servieren abkühlen lassen.

Zubereitungszeit: 30 Minuten

Nährwert: Reich an Ballaststoffen, Vitamin C und natürlicher Süße.

KAPITEL 8: GRUNDNAHRUNGSMITTEL

1. Kokosnuss-Creme

ZUTATEN

2 Dosen (je 14 Unzen) Vollfett-Kokosmilch

PRÄPARAT

Die Dosen Kokosmilch über Nacht im Kühlschrank kalt stellen.

Öffnen Sie die Dosen ohne Schütteln und schöpfen Sie die dicke Kokoscreme heraus, die sich oben gelöst hat.

Die Kokoscreme in eine Schüssel geben und mit einem Handrührgerät glatt schlagen.

Sofort verwenden oder in einem verschlossenen Behälter im Kühlschrank aufbewahren.

Zubereitungszeit: 10 Minuten (plus Kühlzeit)

Nährwert: Reich an gesunden Fetten und eine milchfreie Alternative.

2.   Italienische Wurst

ZUTATEN

1 Pfund Schweinehackfleisch

1 Teelöffel Fenchelsamen

1 Teelöffel getrockneter Oregano

1 Teelöffel getrocknetes Basilikum

1/2 Teelöffel Knoblauchpulver

1/2 Teelöffel Zwiebelpulver

1/2 Teelöffel Paprika

1/2 Teelöffel Salz

1/4 Teelöffel schwarzer Pfeffer

Prise rote Chiliflocken (optional)

PRÄPARAT

In einer Schüssel Schweinehackfleisch mit Fenchelsamen, getrocknetem Oregano, getrocknetem Basilikum, Knoblauchpulver, Zwiebelpulver, Paprikapulver, Salz, schwarzem Pfeffer und roten Chiliflocken vermischen.

Die Zutaten gut vermischen.

Die Masse zu Wurstbratlingen oder Streuseln formen.

Die Wurst in einer Pfanne bei mittlerer Hitze garen, bis sie gebräunt und durchgegart ist.

Zubereitungszeit: 15 Minuten

Nährwert: Reich an Eiweiß und frei von Zusatzstoffen, die in handelsüblichen Wurstwaren enthalten sind.

3.   Hartgekochte Eier

ZUTATEN

Eier

PRÄPARAT

Eier in einer einzigen Schicht in einen Topf oder Topf geben.

Die Eier mit Wasser bedecken und darauf achten, dass sie vollständig untergetaucht sind.

Das Wasser bei mittlerer Hitze zum Kochen bringen.

Nach dem Kochen die Hitze reduzieren und 10 Minuten köcheln lassen.

Das heiße Wasser abgießen und die Eier zum Abkühlen in ein Eisbad geben.

Nach dem Abkühlen die Eier schälen.

Zubereitungszeit: 15 Minuten

Nährwert: Reich an Proteinen, Vitaminen und Mineralien.

4.   Gerösteter Knoblauch

ZUTATEN

Ganze Knoblauchknollen

Olivenöl

Salz

PRÄPARAT

Den Ofen auf 200°C (400°F) vorheizen.

Schäle die losen äußeren Schichten der Knoblauchknollenhaut ab und lasse die Schalen übrig, die die einzelnen Zehen bedecken.

Schneide die Spitze der Knoblauchknollen ab und lege die Spitzen der Zehen frei.

Die Knoblauchknollen auf ein Stück Alufolie legen.

Die freigelegten Knoblauchzehen mit Olivenöl beträufeln und in die Zehen einziehen lassen.

Mit einer Prise Salz bestreuen.

Die Knoblauchknollen in die Folie wickeln und für ca. 30-40 Minuten in den Ofen schieben oder bis sich die Zehen beim Pressen weich anfühlen.

Nach dem Rösten etwas abkühlen lassen, bevor man die Knoblauchzehen ausdrückt.

Zubereitungszeit: 40 Minuten

Nährwert: Reich an Antioxidantien und verleiht Gerichten Geschmack.

5. Slow Cooker Karamellisierte Zwiebeln

ZUTATEN

6 große Zwiebeln, in dünne Scheiben geschnitten

2 Esslöffel Olivenöl

1/2 Teelöffel Salz

1/2 Teelöffel Kokosblütenzucker (optional)

PRÄPARAT

Die in Scheiben geschnittenen Zwiebeln in den Slow Cooker geben.

Die Zwiebeln mit Olivenöl beträufeln und mit Salz bestreuen.

Nach Belieben Kokosblütenzucker für einen Hauch von Süße hinzufügen.

Umrühren, um die Zwiebeln mit Öl und Gewürzen zu bestreichen.

Unter gelegentlichem Rühren 10-12 Stunden auf niedriger Stufe kochen, bis die Zwiebeln goldbraun und karamellisiert sind.

Zubereitungszeit: 10-12 Stunden (Slow Cooker-Zeit)

Nährwert: Hoher Geschmack, fügt Süße ohne Zuckerzusatz hinzu.

6. Hausgemachte Mayonnaise

ZUTATEN

1 Ei, Zimmertemperatur

1 Esslöffel Dijon-Senf

1 Tasse leicht schmeckendes Olivenöl oder Avocadoöl

1 Esslöffel Apfelessig oder Zitronensaft

Salz nach Geschmack

PRÄPARAT

In einem Mixer oder einer Küchenmaschine das Ei und den Dijon-Senf vermischen. Mixen, bis alles gut vermischt ist.

Bei laufendem Mixer oder laufender Küchenmaschine das Öl langsam in einem sehr dünnen Strahl eingießen, bis die Mischung anfängt, einzudicken.

Apfelessig oder Zitronensaft dazugeben und weiter mixen, bis die Mayonnaise die gewünschte Konsistenz erreicht hat.

Mit Salz abschmecken und kurz mixen.

In einem verschlossenen Behälter im Kühlschrank aufbewahren.

Zubereitungszeit: 10 Minuten

Nährwert: Hausgemachte Mayonnaise ist frei von künstlichen Zusatzstoffen und kann an die persönlichen Geschmacksvorlieben angepasst werden.

SCHLUSSFOLGERUNG

Der Weg einer neu diagnostizierten Hashimoto-Thyreoiditis kann einschüchternd sein, aber mit dem richtigen Verständnis und einem geführten Ansatz kann er zu einer transformativen Chance werden.

Dieses Buch versuchte, ein umfassendes Wissen über eine Hashimoto-freundliche Ernährung zu vermitteln, wobei der Schwerpunkt auf Nahrung, Gleichgewicht und einer achtsamen Verbindung mit dem Körper liegt und nicht nur auf einer Reihe von Rezepten.

Um sich mit der Komplexität der Hashimoto-Krankheit auseinanderzusetzen, muss man sich nicht nur an Ernährungsumstellungen gewöhnen. Es ist eine Reise der

Selbstfindung und Ermächtigung. Als wir die Gerichte durchgegangen sind, die von nährstoffreichem Frühstück bis hin zu herzhaften Abendessen und köstlichen Süßigkeiten reichen, war die zugrunde liegende Botschaft klar: Essen kann sowohl Medizin als auch Feier sein.

Wir können unsere Schilddrüsengesundheit und unser allgemeines Wohlbefinden verbessern, indem wir nährstoffreiche, entzündungshemmende Substanzen aufnehmen. Die hier vorgestellten Rezepte sind mehr als nur eine Anleitung; Sie sind eine Einladung, die Aromen nahrhafter, heilender Lebensmittel zu genießen und gleichzeitig eine positive Beziehung zum Akt des Essens zu pflegen.

Denken Sie daran, dass die Hashimoto-Erfahrung jedes Menschen einzigartig ist, und dieser Leitfaden dient als Grundlage für die Entwicklung eines personalisierten, langfristigen Ansatzes für eine Hashimoto-freundliche Ernährung. Betrachten Sie diese Reise als eine Reise der Selbstfürsorge, der Selbstfindung und einer erneuten Wertschätzung für die erheblichen Auswirkungen, die achtsames Essen auf unsere Gesundheit und Vitalität haben kann.

Ich hoffe, dass dieses Buch ein hilfreicher und motivierender Partner für Sie sein wird, wenn Sie sich auf diesen lebensverändernden Ernährungsweg begeben. Auf ein Leben voller leckerer, gesunder Entscheidungen, die dich ermutigen, auf Hashimotos Weg zu gedeihen.